OBSERVATIONS

SUR L'ÉPIDÉMIE

D'ANGINE COUENNEUSE

qui règne

DANS LE DÉPARTEMENT DES LANDES;

PAR LE Dr TÉLÈPHE P. DESMARTIS,

Membre correspondant de l'Académie des Belles-Lettres, Sciences et arts de la Rochelle;
ancien vice-Président de la Société médicale de la Gironde;
Ex-Secrétaire de la Société Linnéenne de Bordeaux; Médecin-oculiste du Bureau de Bienfaisance de cette ville;
Membre honoraire de la Société médicale et chirurgicale de New-York
Correspondant de la Société de Médecine et de Chirurgie pratiques de Montpellier, de la Société médicale de Norwége;
Membre de la Société d'hydrologie médicale; Collaborateur des Journaux de Médecine de Paris : l'ABEILLE MÉDICALE et la GAZETTE HEBDOMADAIRE.

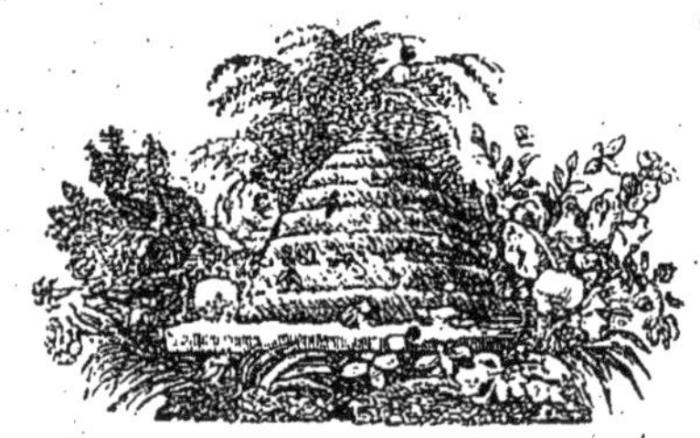

BORDEAUX.

IMPRIMERIE ET LIBRAIRIE DE F. DEGRÉTEAU, L. CODERC ET J. POUJOL,

SUCCESSEURS DE TH. LAFARGUE,

Rue Puits de Bagne-Cap, 8.

1859.

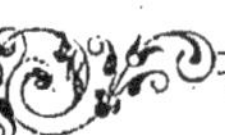

OBSERVATIONS

SUR L'ÉPIDÉMIE

D'ANGINE COUENNEUSE

QUI RÈGNE

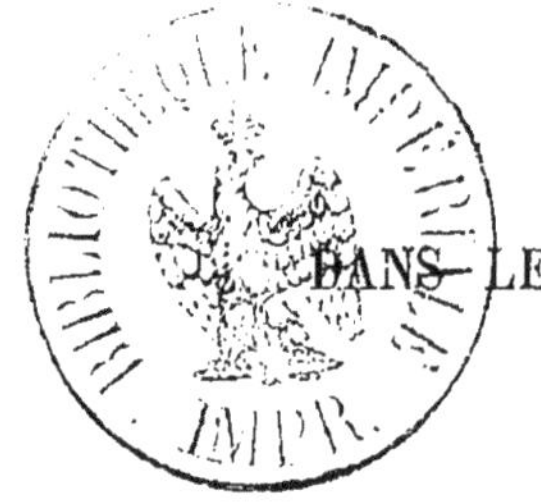

DANS LE DÉPARTEMENT DES LANDES.

I.

Depuis quelques mois, un grand nombre de localités ont été frappées par des épidémies d'angine couenneuse, de croup, d'amygdalite, d'angine gutturale, de bronchite aiguë, de grippe, etc., etc.

Si toutes ces maladies ont, à quelque chose près, le même siége, elles ont assurément un cachet, une forme, des symptômes caractéristiques qui sont très-différentiels les uns des autres.

Ces états morbides règnent épidémiquement : ce qui prouve que, pour leur développement, il faut des conditions de milieu, spéciales. Malheureusement, l'état actuel de la science ne permet pas de désigner d'une manière précise les conditions génératrices du fléau ; et l'on doit se contenter d'accuser comme source étiologique primordiale, un état climatérique, des conditions hydrométriques *ad hoc*, la composition chimique de l'air, la diminution de l'ozone dans l'atmosphère, des émanations inappréciables, des miasmes toxiques, des sporules d'une ténuité homœopathique qui ensemencent l'épidémie sur l'organisme humain, l'absence des soins hygiéniques les plus élémentaires, etc., etc.

On peut plus ou moins rationnellement tout supposer, et l'esprit s'irrite de ne pouvoir saisir ce principe occasionnel sous une forme déterminée; peut-être aussi n'existe-t-il pas sous une acception isolée, mais dérive-t-il des circonstances concordantes que nous venons d'énumérer, d'autant mieux qu'aucune d'elle ne s'exclut...

Cette théorie qui répugne aux esprits radicaux, nous a conduit à penser que de la combinaison de ces éléments divers, il résulte, comme première manifestation, une génésie morbigène, émanant d'un certain parasitisme, locataire inoffensif à l'état normal, mais qui devient éminemment actif, lorsque le sujet sur lequel il est implanté souffre et s'affaiblit. Cette génésie morbipare s'exprime à l'état latent pour ainsi dire par des cryptogames multiformes, des *demodex* (d'Owen), des animalcules, des *proscolex* protéens et le cortége des êtres microscopiques à générations alternantes, etc., etc.

Dans l'état hygide, nous l'avons dit, ces parasites sont inoffensifs; mais s'il arrive un affaiblissement de la vitalité ou plutôt une issue qui semble laisser échapper la vie, ils se révolutionnent en quelque sorte, absorbent le principe vital de l'être sur lequel ils séjournent et où ils trouvent un stratum convenable; ils s'y développent par myriades et peuvent revêtir les formes les plus diverses et les plus nuisibles. L'objection que l'on pourrait tirer de la spontanéité épidémique qui frappe dans les mêmes localités des êtres qui paraissent se trouver dans des conditions différentes, contrastantes même, comme tempérament, constitution vitalité, etc., etc., n'exclut pas cette théorie de la contagion directe. Le parasite, généralement inerte à l'état primordial d'organisation, n'est point alors transmissible infectieusement; mais, si comme cela a été démontré, il trouve dans la dégénérescence, dans l'appauvrissement du corps sur lequel il repose, des raisons différentes de développement et de fécondité, il passe presque sans transition appréciable, de l'état passif à l'état actif, et acquiert, avec une rapidité foudroyante, des qualités inouies de reproduction. La micrographie permet d'observer ces intéressants phénomènes.

Dans l'espèce qui nous occupe, n'est-il pas possible, en effet, que ces algues granuleuses, hérissées de petits filaments et tout-à-fait minutissimes, qui, d'après M. Lebert et d'autres habiles micrographes, existent d'une manière constante sur la partie postérieure de la langue, ne soient le parasite, impuissant sous cet état protéen, qui n'attend qu'une occasion pour se développer, changer de forme et devenir éminemment funeste et contagieux?

Ces idées générales sont explicatives du mode de traitement que nous nous proposons de prescrire.

Pour procéder avec ordre, nous allons entrer dans l'examen du fait spécial qui a motivé cette étude. Toute une contrée éminemment pauvre et délaissée, perdue pour ainsi dire, dans les solitudes de nos landes est envahie par une des plus redoutables maladies qui se puisse voir. L'angine couenneuse y sévit avec une intensité inconnue jusqu'ici : cela nous a vivement intéressé et nous avons cru devoir y faire officieusement un pélerinage médical.

II.

La localité où le fléau exerce particulièrement ses ravages est la commune de Sanguinet, canton de Parentis-en-Born, arrondissement de Mont-de-Marsan, département des Landes.

Nous croyons qu'il n'est pas inutile de donner un aperçu de ces tristes contrées.

Sanguinet est situé sur le bord de l'étang de Cazeau (1), audelà duquel se trouvent les dunes de sable qui bordent le grand Océan. Cette partie des landes forme le point culminant entre la Gironde et l'Adour ; elle se trouve comprise

---

(1) Cet étang, qui a une superficie de 5935 hectares, porte le nom de Cazeau devant le village de ce nom, et celui d'étang de Sanguinet devant la localité où nous avons observé l'épidémie.

dans le vingt-troisième degré de latitude nord-ouest de Mont-de-Marsan.

Indépendamment du grand étang de Cazeau qui offre une surface liquide égale à 5935 hectares, le pays est parsemé de bas-fonds où les eaux pluviales séjournent; de forêts qui concentrent les brouillards, et où les vents d'Ouest qui arrivent directement du large, filtrent incessamment l'humidité dont ils sont saturés; où tout enfin, jusqu'au sol rendu imperméable par une couche d'*alios* qui se trouve à fleur de terre, concourt à rendre ce pays éminemment marécageux et malsain.

Le sol infécond ne permet qu'une agriculture misérable dont les principaux produits sont : le blé sarrazin, *Polygonum fagopyrum*; le millet, *Panicum miliaceum*; la millade des landes, *Panicum italicum*; le seigle, *Secale cereale* sur lequel abonde l'ergot, *Sclerotium clavus* (1), et quelque peu de maïs, *Zea maïs;* également couvert de cryptogames connus sous le nom d'*Ustilago maïdis* (2).

Dans les meilleures expositions et à l'abri des murs, quelques ceps de vigne tordent leurs bras décharnés dont l'oïdium dévore les fruits.

---

(1) Nous rappellerons ce que nous avons dit ailleurs (*Revue thérapeutique du Midi*, t 11, p. 228, année 1857), que le *seigle ergoté* est regardé à tort comme un cryptogame complet : il n'est en réalité qu'un appareil renfermant les sporanges d'une gracieuse sphérie, le *Cordiliceps purpurea* (de Fries).

(2) La pellagre est occasionnée, d'après certains auteurs, par une alimentation ayant pour base le maïs. L'*Ustilago maïdis* ne jouerait-il pas là, le principal rôle ?

Le maïs que l'on croit originaire de l'Amérique, est couvert, dans cette partie du monde, d'un ergot (ou peut-être de quelque urédinée), appelé vulgairement *Péladéro*, c'est-à-dire qui fait tomber les cheveux. L'ingestion de ce parasite végétal a la singulière propriété d'occasionner chez l'homme une alopécie générale et la chute des dents. Les animaux nourris par le maïs ergoté (?) éprouvent des accidents similaires ; les porcs ont la palade et des paralysies ; les mulets perdent leurs crins et leurs sabots pédieux ; les chiens ressentent de l'ivresse ; les poules pondent des œufs sans coques.

Le pin maritime, le chêne-Tauzin, les ajoncs, les bruyères (1) et les genêts constituent la principale végétation spontanée.

Ce pays, dont l'aspect attriste le regard, est cependant intéressant sous bien des rapports : l'entomologiste y recueillera parmi les lépidoptères : le *Polyomatus gordius*, le *Lycæna telicanus*, le *Chersotis ærithrina*, le *Polyphœnis prospicua*, le *Leucania littoralis*, le *Gnophos panessacaria* (Trimoulet) *Les Chesias spartiaria* et *obliquaria*, l'*Acidalia auroraria*; parmi les Coléoptères : le *Xanthochroa carniolica*, les *Bostrichus villosus* (Fab) et *eurygraphus* (Erich) le *Gronops lunatus* (Fab), les *Georissus pygmæus* (Fab) et *striatus* (Déj.) la *Donacia appendiculata* (Ahrens) la *Phyllobotrica quatuor maculata*, etc., etc.—l'Ornithologiste, des espèces rares de milans, une variété d'échassiers, entre autre le héron-butor, *Ardea stellaris*, dont le cris d'amour est une détonnation répétée; dans un ordre plus gracieux, tout le cortége des mésanges, particulièrement le *Parus cristallus* qui, au printemps, exhale un parfum aussi doux que celui d'une fleur. — Au point de vue cynégétique, le pays offre de grandes ressources, — le Conchyliologiste recueillera dans l'étang, des Naïades-anodontes, des mulettes perlées, parmi lesquelles il sera heureux de voir l'*Unio platyrrhincoïdes*; — enfin le botanophile, parmi cette Flore chétive, sera surpris de remarquer, dans le lac, le *Lobelia Dortmanna*, l'*Aldrovanda vesiculosa*.

En somme, comme indication succincte, on peut dire que le pays est dans les conditions les plus fâcheuses sous le rapport de la salubrité. La nature animale et végétale, amoindrie et famélique est en harmonie parfaite avec la stérilité du sol; la population y est rare.

De toutes ces conditions diverses, résultant de la nature même des lieux, auxquels ils serait bien, si le cadre restreint de ce travail nous le permettait, d'ajouter toutes celles qui dérivent de l'incurie des habitants, de leur mépris de tous soins hygiéniques, de leur alimentation insuffisante, il surgit des

(1) Parmi ces bruyères, on remarque la gracieuse *Erica polytrichifolia*, à fleurs blanches

maladies endémique dont l'action régulière frappe un lourd tribut sur la population. Ces maladies sont : les fièvres paludéennes d'une ténacité extrême qui dégénèrent fréquemment en hydropysies, ou qui réduisent le sujet à l'état hectique ; — les ophthalmies qui s'attaquent aux résiniers, aux bûcherons et à tous les individus enfin qui vivent dans ces localités. Cette dernière maladie coïncide trop directement avec le moment où les chenilles de processionnaire du pin, *Bombix pityocampa*, ont construit leur nid, pour qu'on puisse s'abuser sur sa cause ; elle est due tout entière au duvet de ces chenilles dont l'air était alors pour ainsi dire saturé, et à l'implantation de ces corpuscules dans la conjonctive (1); — la pellagre (2) ou espèce d'ichtyose d'après Alibert, qui se manifeste sur toutes les parties du corps en contact avec l'air;

Le docteur Corbiot, qui a fait une étude particulière de ces contrées au point de vue médical, nous a assuré qu'il y existait un grand nombre de Pellagreux chez qui le double phénomène de la transmission héréditaire s'observe avec celui de l'alternation en gastro-entérite, en folie ou en dermatose.

---

(1) Nous regrettons de ne pouvoir produire ici une analyse sérieuse des eaux de la localité. Nous tenons en trop médiocre estime celle qu'a faite des eaux de la Gironde, un apothicaire de province, pour en tirer la moindre indication. Nous espérons que notre grand chimiste, l'illustre Couerbe, va prochainement prononcer sur cette question plus obscurcie qu'éclairée, par tout ce qui a été fait jusqu'ici.

(2) On ne peut parler de la pellagre sans se rappeler les judicieux travaux d'un excellent observateur, M. Daney, médecin à Gujan et directeur des bains.

D'après ce confrère, la pellagre serait peu commune dans les environs la Teste. Nous croyons en effet que la pellagre tend chaque jour à disparaître : ce que nous attribuons à un hygiène mieux entendue et surtout à d'importantes modifications apportées dans la nourriture de l'homme, variée aujourd'hui ; taudis que naguère elle était constamment la même ; à l'assainissement des habitations, etc., etc. Nous ne sommes que juste en disant que peu d'hommes ont aussi puissamment contribué que M. Daney aux étonnantes améliorations qu'ont subies les landes : à ce point de vue, il mérite d'être classé dans la galerie des hommes utiles.

III.

La commune de Sanguinet renferme une population de 1040 habitants ainsi répartis :

Sexe masculin...	garçons............	316	531
	hommes mariés...	194	
	veufs...............	21	
Sexe féminin....	filles...............	272	509
	femmes mariées...	195	
	veuves.............	42	
		Total..........	1040

Toute cette population est disséminée par groupes sur une superficie assez considérable. L'une des plus importantes de ces agglomérations, le bourg proprement dit, se compose de sept à huit maisons tout au plus. Cette circonstance ne permet certes pas d'accuser la concentration des individus, d'être la cause de l'épidémie, non plus que leurs mœurs iudustrielles, peu diverses, il est vrai, mais fort tranchées : ils sont invariablement pêcheurs, cultivateurs, résiniers ou pâtres.

Les habitations sont tout-à-fait primitives; la plupart se composent d'un rez-de-chaussée sous toiture, sans autre parquet que la terre battue, souvent en contre-bas avec le dehors, encombré de fumier en fermentation.

Les soins que l'homme a de sa personne, concordent parfaitement avec cette insouciance profonde de toute hygiène. Il y a mieux : c'est que certains préjugés viennent combattre les usages de propreté les plus vulgaires. C'est ainsi que les bains dans les eaux salutaires de l'étang, sont proscrits comme occasionnant la fièvre; aussi, n'est-il pas rare de trouver des personnes qui ne se sont jamais baignées. Les femmes ne savent pas même ce que c'est que les lotions hygiéniques.

Le régime alimentaire est tout aussi négligé ; il a pour base invariable les bouillies de millet, de sarrazin ou de maïs ; parfois du pain de seigle. La boisson n'est que de l'eau acidulée.

On comprend, d'après ce qui précède, quel milieu favorable a trouvé l'épidémie angino-couenneuse pour se développer et exercer ses ravages. Elle a germé dans les conditions les plus convenables, et s'est implantée sur des sujets malingres, souffreteux et sans vitalité.

Nous l'avons déjà dit, telle génésie morbide impuissante sur une nature énergique et vivace, est dominante sur telle autre affaiblie et en voie de décadence ; ce qui nous amène à dire que les mêmes agents épidémiques, mortels à Sanguinet, eussent été sans influence dans d'autres contrées plus heureuses.

Il est à remarquer que la maladie qui nous occupe, s'est lentement et progressivement acclimatée dans le pays ; qu'en outre sa malignité a augmenté en raison directe de sa fréquence. Ordinairement en s'étendant, en se généralisant, une épidémie devient de moins en moins pernicieuse ; ici c'est le contraire. Au reste, on peut suivre, à Sanguinet, dans une courte période d'années, la marche des décès :

En 1853, ils sont de 15.
En 1856 — de 30.
En 1858 — de 47.

Et dans le 1er trimestre de 1859, ils se sont élevés jusqu'au 7 mars, à 15.

Il y a lieu de faire observer cependant, que, si depuis le mois de février dernier, la maladie a eu des manifestations tout aussi nombreuses, la mortalité toutefois a sensiblement diminué.

On pourra peut-être à bon droit, attribuer cet amendement de la malignité du fléau, à la température particulièrement sèche, qui règne depuis cette époque (1).

IV.

Le docteur Daney et moi, nous étions donné rendez-vous à Sanguinet, pour étudier l'épidémie, et y avons vu un grand

(1) Nous apprenons à l'instant (12 avril), que l'épidémie qui avait paru vouloir s'apaiser, redouble de violence.

nombre de malades : le docteur Corbiot, médecin de cette localité, ayant bien voulu nous guider dans cette excursion.

La maladie que nous avons observée est celle désignée, dans les auteurs, sous les noms d'*angine couenneuse*, *pseudo-membraneuse*, *gangréneuse*, *diphthéritique*, *maligne*, *ulcère*, *syriaque* ou *ægyptiac*. Elle débute par une angine vulgaire accompagnée d'une gêne de la déglutition; mais toute l'affection est localisée; car, presque toujours, cette invasion du fléau se produit sans fièvre; l'arrière-gorge est invariablement le point d'élection; et, presque toujours aussi, la formation des fausses membranes s'opère dans les amygdales. Cette pseudo-membrane est d'une couleur grisâtre; elle se développe la plupart du temps avec une grande rapidité, et est peu adhérente aux tissus. L'odeur qu'elle exhale est infecte et rappelle celle du cryptogame le *Clathrus cancellatus*.

Si les accidents ne sont pas énergiquement enrayés, il survient des ulcérations persistantes aux amygdales avec engorgement des ganglions voisins. Il n'est pas rare de voir, comme accidents consécutifs, de ces tumeurs douloureuses à marche aiguë, formée par l'engorgement inflammatoire du tissu cellulaire de la région parotidienne, qui ne sont autre chose que des ourles ou oreillons. Nous avons vu un de ces malades qui ne pouvait parler qu'avec une certaine difficulté et en nasillant : les fosses nasales ou les cornets avaient été envahis par le développement usuraire de la pseudo-membrane.

D'après ce que nous a dit M. Corbiot, quelques cas d'angine couenneuse ont commencé à se montrer au mois d'octobre 1858.

Durant toute l'épidémie, la marche a été généralement rapide; les malades sont morts au bout de peu de jours, même de quelques heures, ou sont arrivés dans un aussi bref délai, à une convalescence qui a été plus ou moins longue.

Le docteur Gazailhan, médecin à Biscarosse, où existe aussi l'épidémie, a eu beaucoup de malades à soigner. Ce confrère nous a dit avoir vu plusieurs fois la pseudo-membrane se manifester d'abord sur la muqueuse artificielle d'un vésicatoire, ensuite une éruption survenir à la partie antérieure et supérieure de la poitrine; enfin, l'angine couenneuse se développer sur l'arrière-gorge, son *habitat* de prédilection.

En ce qui touche cette observation intéressante du docteur Gazailhan, il est difficile de savoir si l'infection progressive a eu lieu par suite de la transmission des sporanges émanées de quelque autre malade, ou par suite de la transformation de certaines algues développées à la surface de la muqueuse artificielle.

V.

Nous avons recueilli des notes exactes sur la marche du fléau, et nous pouvons le suivre depuis son apparition qui date du mois d'octobre 1858, jusqu'au 7 mars 1859.

En circonscrivant notre champ d'observations dans la commune où les cas ont été les plus nombreux, nous signalons le nombre des victimes qu'il a faites dans chacun des divers hameaux ou agglomération de maisons de cette commune.

Hameau de Méoulle.

C'est là, qu'a débuté l'épidémie. On suppose que le germe en a été apporté par un soldat de marine en congé qui avait fait une traversée sur un navire où régnait l'angine couenneuse. Ce marin est mort phthisique; il habitait une maison où quatre personnes sont mortes de l'angine couenneuse.

Au quartier de Méoulle, nous avons eu douze manifestations de cette maladie, dont l'issue funeste nous donne la mesure de sa pernicieuse puissance.

La population du petit village, est tout au plus de ...., et voici l'état des personnes qui ont été atteintes par le fléau :

1 Marie Pomade, âgée de 14 ans. . morte.
2 Gérard Lararthe, 2 ans . . . . . mort.
3 Marie Pomade, 23 a. . . . . morte.
4 Jean Dupont, 8 ans. . . . . mort.
5 Jean Dupuy, 20 ans. . . . . guéri.
6 Etienne Loche, 18 ans . . . . . . guéri.
7 Jeanne Bernos, 4 ans . . . . . . morte.
8 Jeanne Condom, 10 ans. . . . . . morte.
9 Jean Docq, 16 ans. . . . . mort.
10 Marie Doye, 12 ans . . . . morte.
11 Marguerite Doye, 10 ans. . . . . . morte.
12 Une jeune fille, de 18 à 19 ans . . guérie.

Il est un fait bien remarquable au point de vue de la contagion, c'est que les quatre premières personnes, mentionnées au tableau ci-dessus, qui habitaient la même maison, non-seulement sont mortes, mais encore ont communiqué la maladie à un de leur parent. Il était venu les visiter, et à son tour, il la transporta dans la commune de Biscarosse, où sa femme, et un de ses enfants, ainsi que lui, en furent les premières victimes.

Les numéros 9, 10 et 11, hôtes de la même maison, se sont aussi probablement contagionnés les uns les autres, et sont morts.

Quartier ou Hameau appelé Du Clair.

1. Marie Hostin, agée de 16 ans. . guérie.
2. Jean Ribos, 16 ans. . . . . . . guéri.
3. Jeanne Desguillem, 22 ans. . . morte.
4. Marie Dupin, 22 ans. . . . . . . guérie.
5. Justine Darbos, 5 ans. . . . . . guérie.
6. Justine Darbos, 22 ans . . . . . guérie.
7. Adeline Dubos, 3 ans . . . . . . guérie.
8. Marie Monas, 60 ans. . . . . . . guérie.
9. Catherine Monas, 20 ans. . . . . guérie.

On voit que dans ce petit hameau, l'épidémie est loin d'avoir sévi d'une manière aussi fâcheuse qu'à Méoulle; en outre, qu'à une exception près, tous les malades étaient du sexe féminin.

Hameau de Veyrique.

1. Marie Dupont, agée de 16 ans . . . . . guérie.
2. Marie Bernon, 18 ans. . . . . morte.
3. Anne Bernon, 26 ans. . . . . guérie.
4. Madeleine Garbay, 50 ans. . . . . guérie.
5. Jean Garbay, 36 ans. . . . . guéri.
6. Jeanne Labat, 27 ans.. . . . . guérie.

Notons encore ceci : presque toutes les personnes atteintes, sont des femmes ; en outre, la contagionnabilité est évidente, puisque d'un côté les numéros 2 et 3, habitaient la même maison, et d'un autre, que les numéros 4 et 5, étaient aussi domiciliés sous le même toit.

Bourg de Sanguinet,

1. Jeanne Labarthe, agée de 44 ans . . . guérie.
2. Petiton Dupin, 30 ans. . . . . guéri.
3. Frogine Charles, 9 ans. . . . . guéri.
4. Marie Corbiot, fille de notre honorable confrère, 20 ans. . . . . guérie.

Nous devons faire observer, qu'une des causes les plus puissantes de guérison a été la promptitude des soins médicaux, donnés dès les premières atteintes du mal.

Hameau des Lombards.

1. Jeanne Ducourneau, âgée de 12 ans. . guérie.
2. Jeanne Ducourneau, 40 ans. . . . . . . guérie.
3. Marie Darhet, 15 ans.. . . . . morte.
4. Jeane Darhet, 17 ans. . . . . morte.
5. Jean Darhet, âgé de 11 ans . . . . guéri.
6. Jean Triscos, âgé de 23 ans . . . . guéri.
7. Etienne Darbos, âgé de 29 ans. . . . . guéri.
8. Catherine Darbos, 9 ans . . . . morte.
9. Fançois Milan, 3 ans . . . . mort.

10. Françoise MILAN, 34 ans. . . . . guérie.
11. Marie DUPONT, 40 ans. . . . . morte.
12. Jeanne BIRAN, 16 ans. . . . . guérie.
13. Jeanne BIRAN, 34 ans. . . . . morte.

Les numéros 3, 4 et 5, habitaient la même maison; sur treize malades, il y en avait seulement quatre du sexe masculin.

Hameau de Louze.

1. Justine BERNON, âgée de 15 ans. . . . guérie.
2. Etienne MALIÈS, 12 ans. . . . . mort.
3. Marie DAUYÉ, 29 ans . . . . guérie.
4. Jeanne DUPIN, 3 ans . . . . morte.
5. Marguerite LAFON, 10 ans . . . . morte.
6. Arnaud DAUYAC, 19 ans?

Nous voyons toujours la maladie frapper les femmes de préférence aux hommes.

Hameau du Baron.

1. Catherine TRISCOS, âgée de 18 ans. . morte.
2. René TRISDOS, 11 ans. . . . . mort.
3. Jean TRISCOS, 20 ans . . . . mort.
4. . . . TRISCOS, 22 ans . . . . guérie.
5. La mère de ces derniers, 60 ans . . . guérie.

Ici, toutes ces personnes habitent la même maison. L'une d'elles a été contagionnée à Méoulle, où elle demeurait alors dans la même maison que le numéro 12 inscrit dans notre premier tableau.

Hameau appelé Honce.

1. Pierre TRISCOS, 21 ans . . . . guéri.
2. Etienne DUPONT, 9 ans.. . . . . mort.
3. Jean DESGUILLEM, 11 ans. . . . . guéri.

Le père de ce dernier était pompier à la gare de Salles, qui est distante de 4 kilomètres environ ; il venait voir journellement son enfant; il n'a point eu d'angine coueneuse, mais il semble qu'il en ait été le véhicule; car son compagnon assidu, attaché comme lui au chemin de fer, en a été atteint.

VI.

TRAITEMENT EMPLOYÉ PAR M. CORBIOT.

Ainsi que nous l'avons déjà dit, la plupart des cas de guérison ont été produits par la promptitude des soins administrés aux malades. Le docteur Corbiot s'en est aperçu dès l'abord et il s'est fait un devoir d'accourir avec toute la célérité possible vers tous ceux qu'il a su atteints du fléau. Dans cette conviction, il y a puisé une énergie égale aux difficultés de la situation; il n'attend pas l'appel, et partout où la rumeur publique lui signale un malade, son zèle le conduit. Depuis plusieurs mois, il ne s'appartient pour ainsi dire plus.

Dans ces contrées désertes, où les points habités sont à des distances énormes, il fatigue dans la même journée plusieurs chevaux. On conçoit que dans certaines périodes critiques on puisse momentanément employer autant d'activité; mais ici cette tension violente est de chaque jour. Voici déjà longtemps qu'elle dure et rien encore ne peut prévoir quand elle finira.

Au début de la maladie, M. Corbiot conseille des moyens hygiéniques qui sont trop peu observés dans les campagnes. Il fait tenir les malades chaudement, emploie les pédiluves, les manuluves, les bains entiers tièdes, les boissons adoucissantes et chaudes; il ordonne les sangsues à la région sous-maxillaire, et les saignées générales plus ou moins copieuses suivant l'état du sujet. Il préfère les saignées au bras pour les hommes, et celles au pied chez les femmes; presque simultanément, il administre des vomitifs d'abord avec l'ipéca; puis, avec l'émétique, s'il n'y a pas d'amélioration sensible.

Aussitôt que la pseudo-membrane est formée, il la détache au moyen d'une spatule, et l'enlève plus ou moins facilement avec des pinces. Comme gargarisme, il conseille une décoction de roses, de cannelle, de girofle fortement édulcorée de miel; puis pour modifier les surfaces ulcérées de l'arrière-gorge, il ajoute de l'eau-de-vie camphrée, du baume du Commandeur, et même de l'ammoniaque. Comme dérivatif, il emploie les purgatifs de séné ou de magnésie; comme modificateur ou anti-putride, aussitôt que la pseudo-membrane apparaît, il donne pour tisane, une forte décoction de citron et de petit lait vinaigré.

Nous avons eu occasion de conférer avec le docteur Gazailhan, dont le zèle est également digne de tout éloge, car il a eu à se soigner lui-même d'une angine couenneuse, contractée dans l'exercice de ses fonctions. Ce confrère, qui exerce dans une autre commune des Landes, où l'épidémie règne, regarde avec raison, l'angine couenneuse comme étant d'abord un mal local qui, avec une rapidité extrême, produit une intoxication générale dont l'issue la plus ordinaire est la mort; et il emploie rationnellement les préparations chlorées, *intùs* et *extrà*, telles que le perchlorure de fer, l'acide chlorhydrique, etc.

Il est à regretter, ainsi que nous l'a fait observer M. Corbiot, que l'on n'ait pas mis plus d'activité pour les inhumations : dans ces moments critiques, il faut se hâter d'ensevelir les morts, pour empêcher que la décomposition cadavérique n'empeste l'air de sporules miasmatiques, arrivés alors à leur plus haute puissance de reproduction.

Les sépultures tardives n'ont pas été peut-être sans influences fâcheuses dans la localité. — L'église de Sanguinet étant en reconstruction, les cercueils sont apportés dans une maison particulière, précisément chez le médecin, où les cérémonies religieuses ont lieu. Cette station est assez prolongée, pour que les cercueils puissent dégager la contagion épidémique.

VII.

D'après ce qui précède, l'on voit que nous nous sommes livré sur le théâtre même de l'épidémie, à une étude attentive de tous ses éléments et de tous les phénomènes qu'elle produit. Notre opinion bien formelle, est que son action a lieu en raison directe de l'étiolement des populations sur lesquelles elle sévit.

Elle est donc extrêmement dangereuse dans nos Landes où la privation du toute chose est l'état normal, où la nourriture est insuffisante, où l'eau acidulée est la boisson de l'homme aisé, où les habitations sont de misérables abris, où les secours médicaux ne sont réclamés qu'aux derniers instants où l'hygiène n'existe pas. Mais qu'elle apparaisse dans nos villes, où relativement la nourriture est substantielle, le logement confortable, où les boissons excitantes ne sont que trop prisées, où les soins sont immédiats ; eh bien ! alors, les mêmes principes qui, là-bas, conduisent aux derniers accidents, s'arrêteront ici à des maux de gorge ou à de simples grippes (1), etc., etc.

Ainsi que nous l'avons dit, nous ne craignons pas d'attribuer toutes les manifestations angineuses croupales à des germinations cryptogamiques.

Nous avons, ce nous semble, suffisamment établi, en commençant ce travail, les bases de cette doctrine pour qu'il soit inutile d'y revenir.

Qu'on veuille bien examiner avec attention l'étonnante puissance de la contagionnabilité de cette épidémie, ses moyens prophylactiques, son traitement, et on y puisera des motifs sérieux de conviction : les *circonfusa* irradient au loin les sporules morbides; la germination en est essentiellement localisée, et les agents les plus sûrs de préservation et de traitement, sur le point le plus apte à leur développement, sont les anti-putrides et les fongicides.

Partant d'abord de ce principe, comme prophylaxie, nous prescrivons les soins hygiéniques rigoureux, de même que dans toutes les épidémies. Il importe de veiller aux soins de propreté afin que la respiration entassée s'effectue facilement.

Le docteur Vernhe soutient que les angines couenneuses

---

(1) Dans un article fort bien fait, inséré dans *l'Union médicale de la Gironde* (janvier 1858, page 1) le docteur Lachase fait comprendre que la maladie désignée sons le nom de *grippe*, n'est point une *inflammation simple*, *élémentaire*, mais une intoxication occasionnée par l'absorption de miasmes spéciaux.

ou croupales ne sont que des éruptions refoulées de l'extérieur à l'intérieur, et il préconise les frictions d'huile de *croton tiglium* comme dérivatifs. La belladone, qui produit une éruption prophylactique de la rougeole et de la scarlatine, préserve aussi ou tout au moins atténue selon nous l'intensité du croup et de l'angine couenneuse.

Les gargarismes composés de sous-borate de soude, de miel et d'eau, nous paraissent très-convenables pour empêcher les germes morbides de se greffer et de fructifier.

Nous avons prouvé ailleurs que l'albumine est anti-génésique des matières hétérogènes : qu'on en use donc comme préservatif et traitement. Cette substance lubrifie les tissus et empêche la formation des fausses membranes cryptogamiques.

Des dégagements de chlore, d'acide sulfureux devraient être employés dans les maisons. Nous recommandons les fumigations parfumées agissant comme anti-putride.

Les boissons aromatiques et stimulantes ont leur utilité : j'ai remarqué une immunité presque absolue chez les fumeurs qui, à Sanguinet, remplacent souvent le tabac par des feuilles de sauge et autres plantes odorantes desséchées.

Dès les premiers symptômes, il faut employer les vomitifs qui, souvent, font rejeter au-dehors tout le principe morbide; si la pseudo-membrane est formée, on la détache et on l'enlève. Le chlorate de potasse à l'intérieur, des collutoires composés d'acide *phosphorique*, rendent d'immenses services en dissolvant les matières muco-albuminoïdes qui tendent à se former *loco dolenti*. Les limonades *phosphoriques*, chlorhydriques, les décoctions concentrées de citron, celles faites avec un mélange de rose, de cannelle, de girofle, nous paraissent très-appropriées à ces circonstances. Les cigarettes balsamiques et arsénicales ont une certaine efficacité. Les poudres olfactives composées d'oléo-sucre, de camphre, d'encens, d'iodure de soufre, de précipité blanc et même de turbith minéral à faible dose, auront leur utilité dans les cas où les pseudo-membranes auraient envahi les fosses nasales.

Comme agent dérivatif, les évacuants, qui ont une propriété anti-fongique, sont les meilleurs : tels que le soufre d'abord, le calomel, la magnésie décarbonatée.

Nous trouvons dans de vieux papiers de famille, écrits par nos ancêtres, qui étaient médecins, que dans des maladies analogues, la poudre de chasse, employée simultanément en collutoire et à dose purgative, est un spécifique. La composition chimique de la poudre expliquerait parfaitement cette spécificité.

Les sangsues et bien d'autres moyens antiphlogistiques que d'habiles médecins ont mis en usage n'ont pu être dirigés, contre l'angine couenneuse, mais contre les complications qui tendaient à se développer.

ADDENDA.

VIII.

Depuis notre première excursion dans la localité où l'épidémie angino-couenneuse exerce ses ravages, c'est-à-dire depuis le 7 avril, le fléau a passé par diverses phases de décroissance et d'augmentation, mais il n'a cessé de régner sur ces malheureuses contrées; il semble y avoir élu un éternel domicile. Cette tenace continuité a répandu un indicible effroi parmi les populations qui émigreraient en masse, si elles savaient où trouver un asile.

On croit que l'air est empoisonné par des miasmes mortels, et soit au champs, soit dans l'intérieur des maisons, chacun garde un mouchoir attaché devant la bouche. Malheureusement, cette épouvante n'est que trop fondée; sur cette rare population la mort frappe à coups redoublés: ainsi en 1853, la somme des décès s'est élevée à 15, pendant tout le cours de l'année; tandis que durant les quatre premiers mois de 1859, on a pu en compter 22; et, circonstance particulière, ces décès, relativement si nombreux, ont emprunté, à la manière dont ils se produisent, un caractère qui a singulièrement ému les esprits. Ainsi la mort frappe par groupe : lorsqu'elle entre dans une maison, elle en emmène presque tous les habitants. Le phénomène épidémique, exclusif de toute autre affection morbide, est à Sanguinet des plus manifestes. On n'y voit trace d'aucune autre maladie. L'angine couenneuse y domine d'une manière absolue.

En outre, nous avons constaté un fait dont nous avons parlé autre part : c'est que des éruptions de rougeole, de scarlatine, des érysipèles, suivant l'intensité de leur manifestation, marquent l'épuisement de l'affection angino-couenneuse chez les malades.

Ces observations répétées et régulières, nous permettent d'induire que l'angine couenneuse et le croup pourraient bien n'être qu'un protée de certaines éruptions répercutées : ce qui est loin de détruire notre théorie de l'infection épidémique par les sporules cryptogamiques.

Notre honorable confrère, M. Corbiot et M. Gamet, maire de la localité, nous ont appelé à deux reprises depuis notre première visite, pour leur venir en aide. Nous avons vu un très-grand nombre de malades, et nous avons été surpris de la rapidité avec laquelle se forme la pseudo-membrane qui souvent repullule à plusieurs reprises, malgré l'extirpation et les cautérisations fongicides. Ce renouvellement obstiné de la membrane a attiré vivement notre attention et nous croyons en avoir trouvé la cause dans le milieu où les malades continuent de vivre.

Si aussitôt l'extirpation faite, ils changeaient d'habitation et dérogeaient tant soit peu à leurs habitudes anti-hygiéniques, cette germination serait très-certainement arrêtée.

Nos recherches, pour arriver à un principe occasionnel, nous l'avons déjà dit, quelques actives qu'elles aient été, ne nous ont pas satisfait complètement. Néanmoins, nous avons été amené à faire des remarques qu'il n'est pas peut-être inutile de citer ; ainsi, les chevaux ont été soumis à des épizooties qui, par le siége qu'elles affectaient, ont beaucoup d'analogie avec l'épidémie dont il s'agit; tel que le mal appelé, dans l'art hippiatrique, *lampas* ou *fèves* qui est une affection de la bouche, un engorgement localisé sur le palais. Presque tout le règne animal jusqu'aux volatilles, ont subi des épreuves analogues : les basses-cours ont été dépeuplées par cette maladie qu'un appelle vulgairement la *pépie*, et qui n'est autre chose qu'une pellicule parasitaire qui s'implante sur la langue et amène l'asphyxie, si on ne l'enlève pas promptement. Cette sorte d'herpès-lingual des volatilles ne serait-il pas contagieux comme la dartre tonsurante du cheval, du bœuf, du chien, qui occasionne chez l'homme l'*herpès circinatus* (1)?

Quoi qu'il en soit, il est au moins singulier de voir, dans ces contrées, la nature animale soumise à des épreuves qui semblent irradier du même principe.

Enfin, pour clore cette série d'observations qui se rattachent plus ou moins directement à l'épidémie régnante, nous devons dire que les indigènes de cette partie des Landes, sont très-fréquemment atteints par la variole qui y sévit, nonobstant les inoculations vaccinales.

En finissant, nous sommes heureux d'avoir à remercier le docteur Corbiot, médecin de la localité, du concours cordial et éclairé, qu'il nous a donné. Nous avons également trouvé chez M. Gamet, maire de Sanguinet, et parmi les membres du conseil municipal de cettte commune, un accueil sympathique, et les plus grandes facilités pour exercer notre ministère. — Nous en conservons un excellent souvenir.

Dans la correspondance que nous avons eu l'honneur d'entretenir avec M. le Préfet des Landes, nous avons la preuve que sa sollicitude est vivement éveillée en faveur de la malheureuse contrée, et que des mesures administratives d'une grande efficacité, sont à la veille d'être prises pour combattre le fléau.

Bordeaux, le 7 mai 1859.

---

(1) D'après le docteur Cramoisy et plusieurs autres dermatologues, l'*herpès circinatus* est constitué à la première période par un cryptogame : le *trichophyton;* à la seconde période, il aurait l'aspect *pityriasique;* à la troisième, il affecterait la peau d'un état *pustulo-papuleux;* enfin à la quatrième phase, ce serait une éruption *tuberculo-fongueuse*. Inutile de dire que ceci rentre parfaitement dans notre manière de voir.

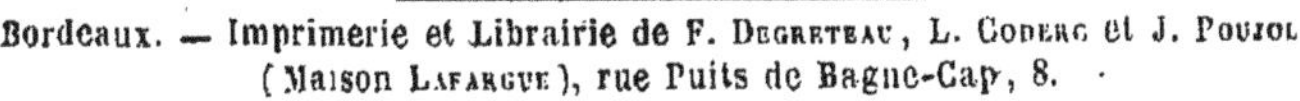
Bordeaux. — Imprimerie et Librairie de F. Degréteau, L. Coderc et J. Poujol, (Maison Lafargue), rue Puits de Bagne-Cap, 8.

www.ingramcontent.com/pod-product-compliance
Ingram Content Group UK Ltd.
Pitfield, Milton Keynes, MK11 3LW, UK
UKHW021038200726
13857UKWH00005B/1802

9 782012 875005